La maladie de Crohn

Tout ce que tu as besoin de savoir

Dr Sheila Harrison

Clause de non-responsabilité

Ce contenu sert à fournir des informations générales sur la maladie et vise à vous permettre de demander une assistance médicale rapide si nécessaire pour prévenir les complications. Il est essentiel de souligner que ces informations ne remplacent pas la consultation d'un médecin qualifié. Le domaine de la science médicale est en constante évolution et, en raison de la nature dynamique des connaissances médicales, nous vous recommandons de demander l'avis d'un expert si vous rencontrez des incohérences ou si vous avez l'intention de prendre des mesures sur la base des informations contenues dans ce contenu. Ne négligez jamais les conseils médicaux professionnels et ne retirez jamais le traitement en fonction de quelque chose que vous avez lu en ligne, y compris ce document, ou de toute autre source en ligne. N'oubliez jamais qu'Internet ne peut pas vous guérir ; la guérison passe plutôt par les conseils de professionnels de la santé et par la providence de Dieu.

Table des matières

Introduction

La maladie de Crohn est une forme de maladie inflammatoire de l'intestin (MII) qui provoque des ballonnements et une inflammation de votre système digestif. La maladie de Crohn peut provoquer des symptômes tels que diarrhée, perte de poids, saignements dans la région rectale et douleurs à l'estomac. Il n'existe aucun remède connu pour cette maladie chronique. Cependant, les traitements aident généralement à gérer les symptômes et vous permettent de mener une vie active.

Cette étude fournit des informations sur les causes

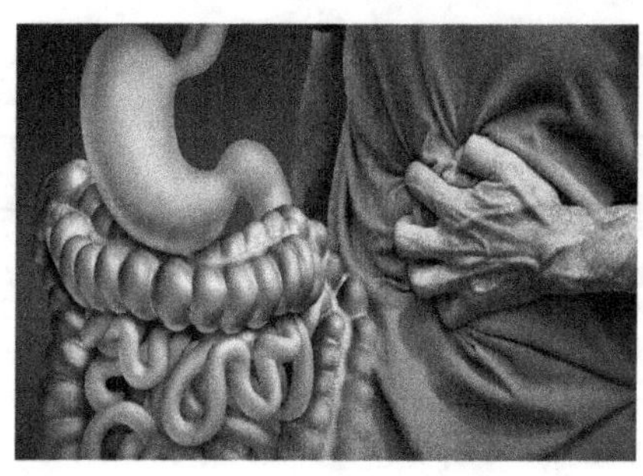

possibles, les symptômes, les options de traitement et la prise en charge générale de la maladie de Crohn.

Une maladie inflammatoire

persistante du système gastro-intestinal est appelée maladie de Crohn. Vous et vos proches pouvez mieux gérer l'incertitude qui accompagne un nouveau diagnostic si vous et eux comprenez la maladie de Crohn.

La maladie de Crohn fait partie de la catégorie des maladies inflammatoires de l'intestin, ou MII. Il porte le nom du Dr Burrill B. Crohn, qui, avec les Drs. Leon Ginzburg et Gordon D. Oppenheimer ont initialement décrit la maladie en 1932.

Fait clé

- Les hommes et les femmes ont une chance égale d'être touchés.
- Bien que la maladie de Crohn puisse frapper n'importe qui à tout âge, elle est plus fréquente chez les adultes et les adolescents âgés de 15 à 35 ans.
- Le stress et l'alimentation peuvent aggraver la maladie de Crohn, mais ils n'en sont pas la cause.
- Selon des études récentes, des variables environnementales, génétiques et familiales jouent toutes un rôle dans le développement de la maladie de Crohn.

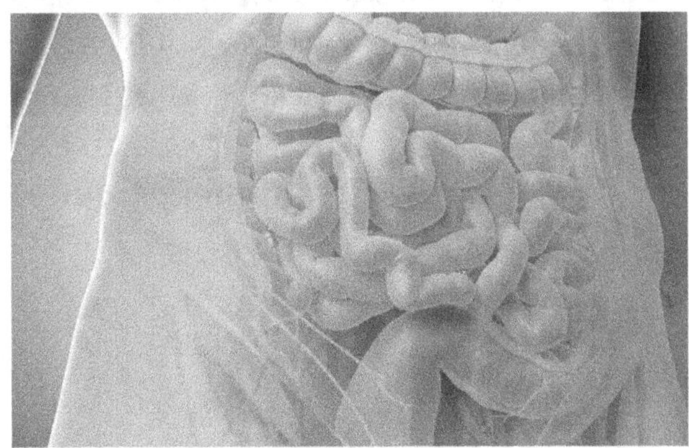

Système digestif Le côlon (gros intestin) est enflé

Maladie de Crohn ou colite ulcéreuse

Bien que la maladie de Crohn et la colite ulcéreuse soient toutes deux des formes de maladie inflammatoire de l'intestin (MII) et présentent des symptômes similaires, ce sont des maladies distinctes qui affectent des parties distinctes du tractus gastro-intestinal.

la maladie de Crohn

- Peut avoir un impact sur la bouche, l'anus et n'importe quelle partie du système gastro-intestinal.
- Peut avoir un impact sur l'épaisseur totale de la paroi intestinale.

Rectocolite hémorragique

- Le côlon et le rectum, également appelés gros intestins, sont les seuls organes touchés.
- a un impact sur la muqueuse intérieure du gros intestin.

Qui peut être concerné ?

- On estime qu'un française sur 100 souffre d'une MII. La maladie de Crohn touche également les hommes et les femmes.

- Bien que la maladie de Crohn puisse frapper n'importe qui à tout âge, elle est plus fréquemment identifiée chez les adultes et les adolescents âgés de 20 à 30 ans.

- Selon des études, entre 1,5 % et 28 % des personnes atteintes de MII ont un parent au premier degré – un parent, un enfant ou un frère ou une sœur – qui est également atteint de la maladie.

- Malgré une composante héréditaire liée à un risque élevé de MII, les antécédents familiaux ne peuvent pas être utilisés pour prédire qui serait atteint de la maladie de Crohn.

- Les personnes atteintes de la maladie de Crohn peuvent appartenir à n'importe quelle ethnie. Bien que la prévalence de la maladie de Crohn parmi les Asiatiques et les Hispaniques ait augmenté récemment, cette maladie est plus fréquente chez les Caucasiens.

Section 1
Signes et symptômes de la maladie de Crohn

Chaque patient peut vivre la maladie de Crohn de manière un peu différente.

Nous sommes disponibles pour vous aider à naviguer dans les indications et symptômes les plus typiques de la maladie de Crohn. Le tractus gastro-intestinal spécifique touché déterminera les symptômes que vous ou un proche pourriez présenter.

En raison de la nature chronique de la maladie de Crohn, les patients peuvent avoir des poussées (périodes pendant lesquelles les symptômes sont particulièrement graves), suivies de rémissions (périodes pendant lesquelles vous ne présentez aucun symptôme).

Bien qu'il soit essentiel d'identifier les symptômes de la maladie de Crohn, le diagnostic ne peut être vérifié que par un professionnel de la santé. Veuillez prendre rendez-vous avec votre médecin si vous pensez souffrir de maladies inflammatoires de l'intestin (MII) afin qu'un diagnostic et un plan de traitement puissent être élaborés.

Inflammation du tractus gastro-intestinal

N'importe quelle zone du tractus gastro-intestinal, de la bouche à l'anus, peut être touchée par la maladie de Crohn. Bien que chaque patient présente des symptômes différents, il existe certains signes typiques d'inflammation du tractus gastro-intestinal provoqués par la maladie de Crohn.

- Diarrhée persistante
- Saignement rectal
- Besoin urgent d'aller à la selle
- Crampes et douleurs abdominales
- Sensation d'évacuation intestinale incomplète
- Constipation, qui peut entraîner une occlusion intestinale

Symptômes au-delà de l'intestin

Les maladies inflammatoires de l'intestin (MII) peuvent provoquer des symptômes systémiques en dehors du tractus gastro-intestinal qui affectent votre santé globale et votre qualité de vie.

- Rougeur ou douleur dans les yeux, ou changements de vision
- Plaies buccales

- Articulations gonflées et douloureuses
- Complications cutanées, telles que bosses, plaies ou éruptions cutanées
- Fièvre
- Perte d'appétit
- Perte de poids
- Fatigue
- Sueurs nocturnes
- Perte du cycle menstruel normal
- Ostéoporose
- Calculs rénaux
- Complications hépatiques rares, notamment cholangite sclérosante primitive et cirrhose

Section 2
Causes de la maladie de Crohn

On estime qu'un français sur 100 souffre d'une MII. Malheureusement, on sait encore peu de choses sur l'étiologie de la maladie de Crohn. C'est pour cette raison que les scientifiques qui étudient la maladie de Crohn et la colite tentent d'en apprendre davantage sur cette maladie et de développer un traitement.

La maladie de Crohn et le système immunitaire

Dans la plupart des cas, les bactéries, virus, champignons et autres envahisseurs étrangers sont attaqués et éliminés par le système immunitaire d'un humain. Lorsque le système immunitaire réagit normalement, les cellules quittent la circulation et pénètrent dans les intestins, où elles provoquent une inflammation. Les bactéries innocentes du tractus gastro-intestinal sont normalement protégées des attaques du système immunitaire.

Chez les personnes atteintes de MII :
- Lorsque ces bactéries bénignes sont interprétées à tort par les personnes atteintes

d'une maladie inflammatoire de l'intestin (MII) comme des envahisseurs étrangers, le système immunitaire réagit.

- L'inflammation induite par la réponse immunologique ne disparaît pas. Cela entraîne un épaississement de la paroi intestinale, des ulcérations, une inflammation persistante et, finalement, des symptômes de la maladie de Crohn.

Facteurs génétiques

Étant donné que la maladie de Crohn a tendance à être héréditaire, les membres de la famille qui en sont atteints ou un parent proche qui en est atteint sont plus susceptibles d'en être atteints eux-mêmes. Selon des études, 5 à 20 % des personnes atteintes de MII ont un parent au premier degré – un parent, un enfant ou un frère ou une sœur – qui est également atteint de la maladie. Comparée à la colite ulcéreuse, la maladie de Crohn comporte un risque génétique plus élevé.

Autres facteurs de risque génétiques

- Lorsque les deux parents sont atteints d'une MII, le risque de développer la maladie de Crohn ou la colite ulcéreuse augmente considérablement.

- Les personnes d'ascendance est-européenne, en particulier les Juifs d'origine européenne, sont les plus susceptibles de contracter la maladie.
- Dans les populations Africain français, le nombre de cas signalés a récemment augmenté.

Facteurs environnementaux

L'endroit où vous vivez semble jouer un rôle dans le développement de la maladie de Crohn.

Voici où la maladie de Crohn est la plus courante :

- Les pays développés plutôt que les pays sous-développés
- Villes et villages urbains, plutôt que zones rurales
- Climats du Nord plutôt que climats du Sud.

Section 3
Types de maladie de Crohn

Il est essentiel de comprendre quelle zone de votre tractus gastro-intestinal est touchée si vous recevez un diagnostic de maladie de Crohn. Bien que les symptômes de la maladie de Crohn puissent différer d'une personne à l'autre, votre type spécifique de maladie de Crohn affecte les symptômes et les conséquences potentielles auxquelles vous pourriez être confronté.

Iléocolite

Le type de maladie de Crohn le plus répandu est celui-ci. Elle affecte le gros intestin, également appelé côlon, et l'iléon terminal, qui est l'extrémité de l'intestin grêle.

Les symptômes possibles incluent :
- Diarrhée et crampes
- Douleur au milieu ou dans la partie inférieure droite de l'abdomen
- Perte de poids importante

Illite

Ce type de maladie de Crohn n'affecte que l'iléon.

Les symptômes peuvent inclure :
- Identique à l'iléocolite

- Dans les cas graves, les complications peuvent inclure des fistules ou un abcès inflammatoire dans le quadrant inférieur droit de l'abdomen.

Maladie de Crohn gastro duodénale

Ce type affecte l'estomac et le début de l'intestin grêle, appelé duodénum.

Les symptômes peuvent inclure :
- Nausée
- Vomissement
- Perte d'appétit
- Perte de poids

Jéjuno Iléite

Ce type se caractérise par des zones d'inflammation inégales dans la moitié supérieure de l'intestin grêle, appelée jéjunum.

Les symptômes peuvent inclure :
- Douleurs abdominales légères à intenses et crampes après les repas
- Diarrhée
- Des fistules peuvent se former dans les cas graves ou après des périodes prolongées d'inflammation

Colite de Crohn (granulomateuse)

Ce type affecte uniquement le côlon, également connu sous le nom de gros intestin.

Les symptômes peuvent inclure :

- Diarrhée
- Saignement rectal
- Maladie autour de l'anus, notamment abcès, fistules et ulcères
- Les lésions cutanées et les douleurs articulaires sont plus fréquentes dans cette forme de maladie de Crohn que dans d'autres.

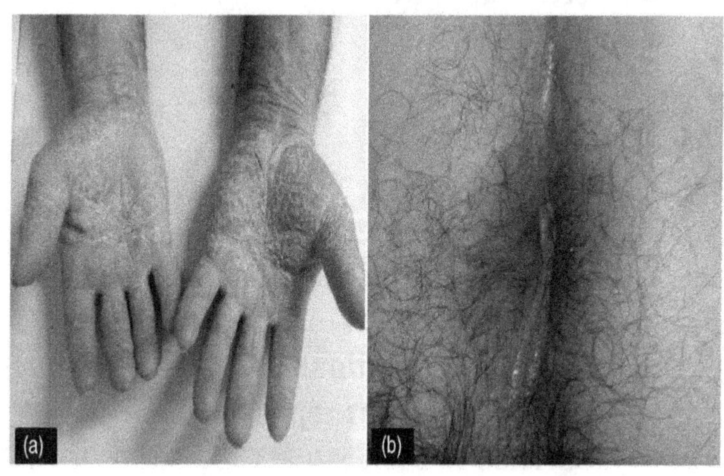

Complications de la maladie de Crohn

Bien que la maladie de Crohn soit localisée dans le tractus gastro-intestinal, elle peut affecter votre santé globale et entraîner des problèmes médicaux plus graves.

- Perte d'appétit
- Perte de poids
- Faible énergie et fatigue
- Retard de croissance et de développement chez les enfants

Dans les cas plus graves, la maladie de Crohn peut entraîner de graves complications.

- Les fissures sont des déchirures de la muqueuse de l'anus, qui peuvent provoquer des douleurs et des saignements, notamment lors des selles.

- Une fistule, causée par une inflammation, est un canal anormal qui se forme entre une partie de l'intestin et une autre, ou entre l'intestin et la vessie, le vagin ou la peau. Les fistules sont plus fréquentes dans la région anale et nécessitent des soins médicaux immédiats.

- Une sténose est un rétrécissement de l'intestin résultant d'une inflammation chronique.

Article 4
Diagnostic et tests de la maladie de Crohn

Les symptômes de la maladie de Crohn peuvent varier considérablement d'une personne à l'autre. Nous vous guiderons étape par étape tout au long du processus de diagnostic et vous fournirons des mises à jour.

Le diagnostic de la maladie de Crohn ne peut être posé avec un seul test et les symptômes de la maladie sont souvent confondus avec ceux d'autres maladies, telles que les infections bactériennes. Vos professionnels de la santé doivent évaluer vos antécédents médicaux et utiliser les résultats des tests de diagnostic pour exclure toute raison possible de vos symptômes. Cette procédure pourrait prendre un certain temps.

Consultez immédiatement votre médecin si vous pensez que vous ou un de vos proches présentez des symptômes pouvant indiquer la maladie de Crohn.

Tests et évaluations initiaux

Un examen physique de routine est la première étape du diagnostic et du traitement de votre maladie. En plus de discuter avec vous, votre médecin vous renseignera sur vos activités quotidiennes, vos antécédents familiaux, votre alimentation et votre état de santé général.

À quoi s'attendre

- Pour exclure d'autres maladies potentielles et rechercher des indicateurs de la maladie de Crohn, votre médecin peut vous prescrire des tests de diagnostic.
- Votre sang et vos selles seront probablement analysés dans un laboratoire lors de vos premiers examens.
- Les radiographies des voies gastro-intestinales supérieures et inférieures peuvent faire partie de tests supplémentaires. Un test utilisant un agent de contraste pour fournir une image plus claire et plus détaillée de votre tractus gastro-intestinal peut être suggéré par votre médecin. Chaque test présente un type de contraste différent.
- Pensez à assister à vos rendez-vous avec un ami proche ou un membre de votre famille en qui vous avez confiance. En plus de réduire votre stress, cela pourrait vous aider à vous

souvenir des détails de votre médecin à l'avenir.

Conseils de communication

- Pour vous assurer de ne rien négliger d'essentiel, notez vos symptômes et apportez-le à vos rendez-vous.
- Consultez votre équipe médicale pour connaître le test approprié pour vous et obtenir des informations sur le partage des frais auprès de votre compagnie d'assurance.

Endoscopie et imagerie

Afin d'examiner votre intestin et votre tractus gastro-intestinal, votre médecin pourrait vous conseiller d'effectuer des tests supplémentaires. Même si ces tests sont plus intrusifs et peuvent sembler effrayants, vos prestataires de soins veilleront à minimiser tout inconfort car ils sont fréquemment effectués en ambulatoire.

Endoscopie

Une petite caméra fixée à l'extrémité d'un tube allumé permet à votre médecin d'examiner de près l'intérieur de votre côlon pendant une endoscopie.

Les endoscopies suivantes sont utilisées pour dépister la maladie de Crohn :

- Lors d'une coloscopie, un tube flexible et éclairé est inséré dans l'ouverture de votre anus pour permettre aux professionnels de la santé d'inspecter le côlon, qui est la partie la plus basse de votre gros intestin.
- À l'aide d'un tube flexible et éclairé qui passe dans votre bouche, dans votre œsophage, dans votre estomac et jusqu'au duodénum, la première partie de votre intestin grêle, une endoscopie supérieure permet aux professionnels de la santé de visualiser le système gastro-intestinal depuis le haut vers le bas.

Une préparation intestinale est nécessaire pour les coloscopies. Discutez des stratégies de préparation et des astuces de préparation faciles avec votre équipe soignante.

Biopsie

Lors d'une coloscopie ou d'une endoscopie, votre médecin souhaitera peut-être faire une biopsie de votre côlon ou d'une autre partie de votre système digestif. Un minuscule échantillon de tissu de l'intérieur de l'intestin est prélevé lors de la biopsie afin d'être testé et examiné plus en détail.

- Dans un laboratoire de pathologie, vos tissus biopsiés seront examinés et examinés pour détecter toute maladie. Le dépistage du cancer colorectal passe également par des biopsies.
- Même si une biopsie peut sembler effrayante, grâce aux progrès de la médecine, le processus est désormais presque indolore.

Chromoendoscopie

Afin de rechercher des polypes ou des altérations précancéreuses lors d'une coloscopie, votre médecin souhaitera peut-être utiliser cette approche.

- Un colorant liquide bleu est injecté dans le côlon lors d'une chromoendoscopie afin d'identifier et de souligner de minuscules altérations de la muqueuse intestinale.
- Après cela, les polypes peuvent être retirés ou biopsiés.
- Les selles bleues sont un effet secondaire courant de cette thérapie.

Imagerie de l'intestin grêle

Ces tests visent à examiner les zones de votre intestin qu'une coloscopie ou une endoscopie ne peut pas facilement visualiser. Ils fonctionnent en utilisant un contraste oral buvable visible sur une tomodensitométrie (TDM), une imagerie par résonance magnétique (IRM) ou une radiographie fluoroscopique.

- Ces examens peuvent également être appelés entéroclyse ou entérographie.
- Votre médecin pourrait vous donner une petite caméra de la taille d'une pilule qui prend des images de votre intestin grêle et de votre côlon lors de leur passage dans votre tractus gastro-intestinal. Plus tard, la caméra sort lors d'une selle.
- Pour observer les parties de l'intestin difficiles d'accès, une endoscopie par ballonnet pourrait être nécessaire.

Conseils de communication

- Renseignez-vous auprès de vos professionnels de la santé à quoi s'attendre de la procédure et s'il existe des dangers potentiels.
- La majorité des tests de dépistage de la maladie de Crohn ont lieu en ambulatoire. Si vous souhaitez un peu de compagnie et de tranquillité d'esprit lorsque vous conduisez, pensez à confier la conduite à un ami ou à un parent.

Article 5
Options de traitement de la maladie de Crohn

Vous pouvez garder le contrôle de votre maladie et profiter d'une vie épanouie en utilisant diverses modalités thérapeutiques. Rappelons qu'aucun traitement n'est universellement efficace pour chaque patient. Chaque patient est confronté à un scénario unique et chacun nécessite un traitement différent.

La maladie de Crohn et d'autres types de maladies inflammatoires de l'intestin (MII) peuvent être traitées par des médicaments, des essais cliniques, des changements alimentaires et nutritionnels et, occasionnellement, une intervention chirurgicale pour retirer ou réparer des sections endommagées du tractus gastro-intestinal.

Médicament

L'objectif des médicaments contre la maladie de Crohn est de réduire la réponse inflammatoire aberrante produite par votre système immunitaire, qui est à l'origine de vos symptômes. En plus de soulager les symptômes courants comme la fièvre, la diarrhée et la douleur, la suppression de l'inflammation favorise la guérison de vos tissus intestinaux.

Les médicaments peuvent être utilisés pour réduire la fréquence des poussées de symptômes en plus de gérer et de supprimer les symptômes (induire une rémission) (maintenir la rémission). Les périodes de rémission peuvent être prolongées et les périodes d'apparition des symptômes peuvent être diminuées grâce à l'administration progressive de médicaments appropriés. De nos jours, il existe plusieurs types de médicaments utilisés pour traiter la maladie de Crohn.

Thérapie combinée

Un professionnel de la santé peut dans certains cas conseiller d'ajouter une thérapie complémentaire à la thérapie originale afin d'en maximiser l'efficacité. La thérapie combinée, par exemple, peut impliquer l'ajout d'un produit biologique en plus d'un immunomodulateur. La thérapie combinée présente des avantages et des inconvénients, comme tout autre type de thérapie. La combinaison de traitements peut améliorer l'efficacité du traitement des MII, mais le risque de toxicité et d'autres effets secondaires peut être plus élevé. Le meilleur plan d'action pour votre ensemble particulier de besoins médicaux sera déterminé par votre professionnel de la santé.

Essais cliniques

Beaucoup de gens ne savent pas qu'ils peuvent traiter leur MII en s'inscrivant à une étude de recherche. Les chercheurs découvrent de nouvelles approches pour améliorer les traitements et la qualité de vie grâce à des essais cliniques. Ce n'est que grâce aux essais cliniques que de nouveaux et meilleurs choix de traitement pourront être proposés aux patients. Les essais cliniques constituent l'une des dernières phases d'un processus de recherche long et minutieux. Pour identifier un essai qui pourrait vous convenir et pour en savoir plus sur les essais cliniques, visitez la communauté des essais cliniques.

Régime et nutrition

Même si les réactions alimentaires indésirables ne sont peut-être pas la cause de la maladie de Crohn, prêter une attention particulière à votre alimentation peut aider à minimiser les symptômes, à reconstituer les nutriments épuisés et à favoriser la guérison.

Le maintien d'une alimentation saine est crucial pour les personnes atteintes de la maladie de Crohn, car cette maladie entraîne souvent une réduction de l'appétit en plus d'une augmentation des besoins énergétiques du corps. De plus, les symptômes courants de la maladie de Crohn, comme la diarrhée, peuvent entraver l'absorption par votre corps de l'eau, des vitamines, des minéraux, des protéines, des graisses et des glucides.

Les aliments mous et fades sont souvent moins inconfortables pour de nombreuses personnes souffrant de poussées de maladie de Crohn que les aliments épicés ou riches en fibres. Si vous recevez un diagnostic d'intolérance au lactose, votre alimentation peut toujours être flexible et doit comprendre une gamme d'aliments de toutes les catégories alimentaires, mais votre médecin vous conseillera probablement de limiter votre consommation de produits laitiers.

Chirurgie

Entre les deux tiers et les trois quarts des personnes atteintes de la maladie de Crohn auront besoin d'une intervention chirurgicale à un moment de leur vie, même avec des médicaments et un régime alimentaire approprié. La chirurgie peut restaurer votre meilleure qualité de vie et sauver une partie de votre tractus gastro-intestinal, même si elle ne peut pas guérir la maladie de Crohn.

Lorsque les médicaments ne parviennent plus à contrôler vos symptômes ou si vous développez une occlusion intestinale, une fistule ou une fissure, une intervention chirurgicale devient nécessaire. Anastomose, ou la jonction des deux extrémités des personnes en bonne santé l'intestin, fait suite à l'ablation du segment malade du côlon (résection) dans la plupart des cas. Même si ces traitements peuvent faire disparaître vos symptômes pendant une longue période, la maladie de Crohn réapparaît généralement plus tard dans la vie.

Ce qu'il faut savoir sur la chirurgie :

- Des études ont révélé que 18 % des patients atteints de la maladie de Crohn pourraient éventuellement avoir besoin d'une intervention chirurgicale sur une période de 5 ans. Ces dernières années, on a constaté une diminution notable de ce pourcentage.
- Selon la cause, la gravité et la localisation de la maladie, plusieurs opérations peuvent être effectuées.
- Environ 31 % des patients atteints de la maladie de Crohn pourraient avoir besoin d'une deuxième résection dix ans après la première.

Article 6

Faire des choix éclairés (consultez votre médecin)

Vous n'êtes pas le seul à avoir du mal à comprendre la pléthore de médicaments et de traitements disponibles ! Les MII étant si compliquées, il est essentiel de discuter des avantages et des inconvénients de chaque option de traitement avec votre médecin.

Questions à poser à votre médecin

Après avoir reçu un diagnostic de maladie de Crohn, il est normal de ressentir de l'incertitude et de l'anxiété. De nombreux aspects de votre vie peuvent être touchés par la maladie de Crohn, et ces effets peuvent varier au fil du temps.

Étudier autant que possible sur la maladie de Crohn est la meilleure approche pour se préparer à vivre avec cette maladie. Vous pouvez engager une conversation avec votre professionnel de la santé en posant ces questions. Votre capacité à gérer votre maladie et à vivre la vie que vous désirez s'améliorera grâce à une meilleure connaissance de la maladie de Crohn.

Connaissant la maladie de Crohn, renseignez-vous auprès de votre médecin sur les points suivants :

- Pourquoi les gens contractent-ils la maladie de Crohn ?
- Quels sont les symptômes et les indicateurs de la maladie de Crohn ?
- Quel type de maladie de Crohn suis-je J'ai?
- Comment puis-je garder un œil sur ma santé ?
- Comment puis-je savoir si j'ai une poussée ?
- Lorsque ma maladie de Crohn sera en rémission, comment le saurai-je ?

Posez à votre médecin les questions suivantes concernant les relations et le mode de vie :

- Quel impact la maladie de Crohn va-t-elle avoir sur mes voyages, mon emploi et ma forme physique ?

- Dois-je changer ma façon de manger ? Si oui, comment ?
- Quel impact la maladie de Crohn aura-t-elle sur la grossesse et la planification familiale ?
- Comment ma maladie affecte-t-elle les autres ?

Posez à votre médecin les questions suivantes concernant les types de traitements exploratoires :

- Comment se déroule le traitement de la maladie de Crohn ?
- Quels sont les avantages et les inconvénients du traitement ?
- Quels types d'effets indésirables suis-je susceptible de ressentir suite à mes médicaments ?
- Vais-je devoir subir une intervention chirurgicale ? Si oui, qu'est-ce que cela implique ?
- Quelles autres thérapies sont proposées ?

Posez à votre médecin les questions suivantes concernant la gestion de la maladie :

- Que puis-je faire pour arrêter les poussées ?
- Quand Devrais- je rendre visite au docteur?
- Comment puis-je réduire mes symptômes à la maison ?

Conseils pour soulager le stress

- Apportez du matériel d'écriture à votre rendez-vous afin de pouvoir noter les termes et tout problème dont vous souhaitez discuter avec votre médecin.
- Renseignez-vous auprès de votre médecin ou de votre infirmière sur la façon la plus efficace de faire un suivi avec eux entre les visites.